DE LA
LIGATURE DE L'ŒSOPHAGE,

PAR M. L. ORFILA,

PROFESSEUR AGRÉGÉ DE LA FACULTÉ DE MÉDECINE DE PARIS.

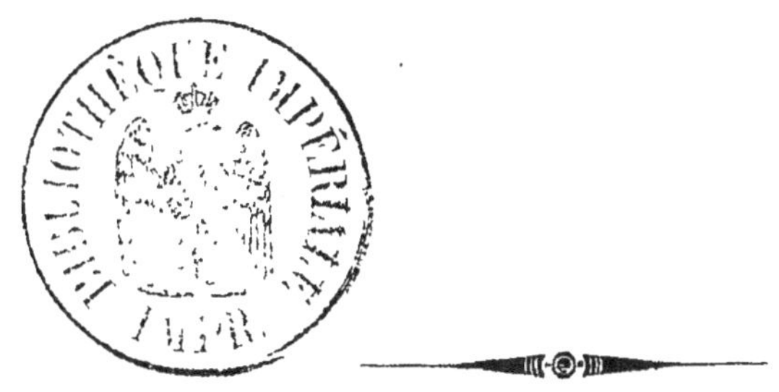

PARIS

TYPOGRAPHIE DE HENRI PLON,

IMPRIMEUR DE L'EMPEREUR,

8, RUE GARANCIÈRE.

1858

LA LIGATURE DE L'ŒSOPHAGE

ANALYSE DE L'ÉTAT ACTUEL DE LA QUESTION.

Les expériences pratiquées sur les chiens ont enrichi la toxicologie des notions les plus importantes et les plus nombreuses : elles constituent encore aujourd'hui la source la plus féconde d'enseignements sur l'histoire des poisons. Mais, lorsqu'il s'agit soit de reconnaître si une substance produit sur l'économie animale des effets toxiques, soit de déterminer quelle est la valeur d'un contre-poison, les expériences sur les chiens ne sont rigoureuses qu'à la condition que l'œsophage ait été lié, de manière que les substances portées dans l'estomac ne puissent pas être rejetées par les vomissements. La connaissance des effets produits par la ligature de l'œsophage présente donc un très-grand intérêt : non-seulement elle doit nous fixer sur le degré de confiance que méritent les résultats des innombrables expériences faites en liant l'œsophage, mais encore elle décidera si l'on peut continuer à recourir à ce mode d'expérimentation.

Après avoir attentivement étudié (1) les travaux faits sur la

---

(1) Dans une question qui ne peut être décidée que par des expériences, j'ai cru ne devoir me préoccuper que des recherches expérimentales. Faute de posséder des détails suffisants sur les expériences de M. Colin, d'une part, et de M. Sédillot, d'une autre, j'ai renoncé à éclairer la discussion des lumières que ces deux auteurs si habiles auraient pu fournir : c'est un vrai sacrifice que j'ai fait; car en somme tous deux ont vu, comme moi, que l'opération de la ligature de l'œsophage est loin de présenter la gravité qu'on lui a attribuée dans ces derniers temps. C'est dans les com-

ligature de l'œsophage, je ne crains pas d'affirmer que jusqu'à présent rien ne justifie la défaveur jetée sur les expériences faites par Orfila , et qu'à l'avenir on pourra encore , à condition de prendre quelques précautions qui n'avaient peut-être pas été suffisamment formulées , continuer à rechercher l'action des substances sur l'économie animale en agissant sur des chiens dont l'œsophage sera lié. Une courte analyse des recherches expérimentales faites sur la question me suffira pour motiver mon opinion.

Mais avant de m'occuper des travaux récents, je crois à propos de rappeler les expériences anciennes. Orfila, dans son *Traité de toxicologie*, s'exprime ainsi : « Il est avéré par plus de 50 expériences que si après avoir isolé l'œsophage on le lie et qu'on maintienne la ligature pendant vingt-quatre ou trente-six heures, les animaux n'éprouvent qu'un léger abattement et un peu de fièvre. » Plus loin il ajoute : « Il résulte de douze expériences faites en liant l'œsophage *préalablement percé* (presque toujours Orfila pratiquait une ouverture à l'œsophage pour introduire plus facilement les substances qu'il voulait porter dans l'estomac) que cette ligature ne détermine constamment pendant les deux premiers jours qu'une légère fièvre et un peu d'abattement incapables de faire périr les animaux en si peu de temps ; que si l'on tue les animaux à cette époque, on ne découvre aucune lésion cadavérique. » Voilà ce qu'avait observé Orfila ; voilà le résultat des expériences qu'il a exécutées avec l'intention d'étudier l'influence de la ligature de l'œsophage : elles sont nombreuses et bien nettes.

Voyons maintenant le résultat des expériences faites depuis que

---

munications faites à l'Académie de médecine par MM. Bouley et Reynal, par M. Jobert (de Lamballe), par M. Follin ; c'est dans les articles publiés par M. M. Sée dans la *Gazette hebdomadaire* où il résumait les expériences qu'il a faites en collaboration avec MM. Dechambre, Martin Magron ; c'est dans un grand travail de M. Szumowski (de Saint-Pétersbourg) ; c'est dans mes expériences personnelles que j'ai puisé l'opinion que j'exprime ici. J'ai fait tous mes efforts pour ne laisser échapper aucun travail ayant trait à la question ; mais je n'ose pas me flatter de les avoir connus tous.

M. Bouley a rappelé l'attention sur ce point. Je dois commencer par dire que, tout en tenant compte de celles où de l'eau tiède a été portée dans l'estomac pour provoquer des efforts de vomissement au moment de lier l'œsophage, je néglige à dessein toutes celles dans lesquelles une substance active, émétique ou autre, a été administrée. Nous ne sommes pas assez fixés sur les doses des corps toxiques qui peuvent déterminer la mort des animaux, pour savoir quel rôle jouent ces substances dans les expériences où elles interviennent.

Après cette élimination, j'arrive à un total de 92 expériences. L'œsophage a été simplement lié 63 fois, et 9 fois on a pratiqué une ouverture à ce conduit au-dessus du point lié. Sur 32 animaux chez lesquels la ligature a été laissée indéfiniment, 20 ont vécu plus de 48 heures après l'opération; 12 ont succombé dans les 48 heures qui ont suivi l'opération. Lorsque la ligature n'a été laissée appliquée que 24 heures, 24 chiens sur 28 ont vécu plus de 48 heures, 4 ont vécu seulement entre 36 et 48 heures ; enfin, 3 chiens auxquels M. Bouley a enlevé la ligature au bout de 2 heures, ont guéri tous trois. Les 9 animaux dont l'œsophage a été percé au-dessus de la ligature, ont tous vécu trois jours au moins; un d'eux n'est mort que le onzième jour après l'opération.

Voilà les faits. Il est incontestable que quelques animaux périssent rapidement après la ligature de l'œsophage ; et j'avoue que je ne m'explique pas comment, sur les 50 expériences qu'il avait faites, Orfila n'avait jamais vu succomber un animal. Quoi qu'il en soit, recherchons quelle peut être la cause de la mort.

Suivant M. Bouley, c'est aux efforts de vomissement qu'il faut l'attribuer. Je suis encore à me demander comment M. Bouley, qui a vu périr des chiens en deux ou trois heures (et il est le seul), a émis une pareille opinion. Est-ce que des efforts de vomissement, quelque violents qu'ils soient, pourraient déterminer si rapidement la mort d'un chien? Il me semble qu'une pareille idée est en contradiction flagrante avec toutes les notions fournies par la physiologie et la pathologie. En tout cas, c'est là une assertion pour laquelle une démonstration ne serait pas superflue. Je sais bien que pour appuyer son opinion, M. Bouley fait jouer un rôle important à une lésion de l'appareil digestif ; mais ces lésions se bornent à une turgescence du foie, à une congestion de la muqueuse gastro-intestinale, et dans la présence de mucosités sanguinolentes dans l'intestin, et ces lésions n'existent pas constamment. En tout cas, je ne vois pas qu'elles suffisent pour expliquer la mort si prompte des animaux opérés. Pour moi, après les expériences de M. Follin, celles de M. Dechambre et les miennes propres, il me paraît incontestable que la mort des chiens dont l'œsophage a été lié ne peut et ne doit être attribuée qu'à l'action de cette salive épaisse, spumeuse et filante qui pénètre dans les voies respiratoires. Tout concourt à mettre cette explication hors de doute. Les animaux qui sécrètent beaucoup de salive sont les seuls qui meurent promptement. Les symptômes sont ceux de la suffocation ou de l'asphyxie ; les lésions graves n'existent que dans l'appareil respiratoire. D'ailleurs, en ouvrant les animaux peu de temps après l'opération, j'ai retrouvé cette salive dans la trachée et dans les bronches : je l'ai, qu'on me passe l'expression, surprise en *flagrant délit*. Les résultats des expériences faites en pratiquant une ouverture à l'œsophage au-dessus du point lié viennent encore à l'appui de cette manière de voir ; elles montrent que, quand la ligature sans ouverture de l'œsophage produit la mort, elle le fait bien plus rapidement que la ligature compliquée d'une ouverture. Ce résultat, si éloigné de toute prévision, est bien facile à expliquer : c'est que par cette ouverture la salive s'échappe au dehors, et alors elle ne pénètre plus dans les voies respiratoires. Dans toutes les expériences que j'ai vu faire à Orfila, dans toutes celles que j'ai faites moi-même en imitant exactement sa manière de procéder, j'avais remarqué ce liquide blanc qui sort par la plaie de l'œsophage ; je ne me doutais pas du mal qu'il peut faire.

Il nous semble donc beaucoup plus rationnel d'attribuer la mort des animaux à l'entrée de ce corps étranger dans les voies respiratoires qu'aux efforts de vomissement.

Y a-t-il, d'ailleurs, des efforts de vomissement ? Sans contredit les parois abdominales se contractent, et la présence de grandes quantités de bile, trouvées à l'autopsie dans l'estomac, le prouve bien ; mais il est facile de remarquer que ces efforts ont surtout pour but de débarrasser le pharynx et la bouche, et non pas l'estomac. En effet, on ne tarde pas à voir, en observant attentivement, que c'est principalement sur la bouche et l'arrière-gorge, au-dessus de la ligature, que portent les plus violents efforts.

En résumé, la grande majorité des chiens dont l'œsophage a été lié survivent à l'opération plus de quarante-huit heures, et la mort de ceux qui succombent dans les deux premiers jours doit être attribuée à un trouble des fonctions respiratoires déterminé par l'entrée d'une certaine quantité de salive dans l'appareil chargé de la respiration.

Il suffira donc de faciliter la sortie de cette salive avant qu'elle pénètre dans l'appareil respiratoire, pour éviter les accidents, et alors on pourra affirmer que la mort des chiens auxquels une substance a été administrée au moment où l'œsophage a été lié, quand elle arrive dans les quarante-huit premières heures, doit être attribuée à l'action de la substance et non à l'opération pratiquée.

Une ouverture faite à l'œsophage au-dessus de la ligature réalise cet avantage, en même temps qu'elle rend beaucoup plus commode l'ingestion de la substance qu'on veut essayer. Il faut donc pratiquer une ouverture à l'œsophage, et ne conclure que la substance essayée est toxique que quand la mort sera survenue dans les quarante-huit heures qui ont suivi l'ingestion. Voilà les deux précautions nécessaires et suffisantes pour que les expériences faites en liant l'œsophage présentent toute la rigueur désirable. *On peut donc continuer à recourir à l'expérimentation sur les chiens en liant l'œsophage.*

Ce qui précède étant admis, on ne peut refuser que les expériences d'Orfila et les conclusions qu'il en a tirées conservent toute leur valeur ; car, quoiqu'il ne les ait pas formulés, sauf des cas exceptionnels, Orfila s'est rigoureusement conformé aux deux préceptes établis. En effet, il introduisait les substances par une ouverture pratiquée à l'œsophage, parce que l'introduction par la bouche est très-incommode et très-difficile ; moi je ne l'ai jamais vu opérer autrement : s'il n'a pas indiqué explicitement cette particularité en rapportant ses expériences, c'est qu'il n'y attachait pas d'importance; quelquefois, il est vrai, il faisait des essais comparatifs sans percer le conduit œsophagien, mais c'était rare.

Dans les premières éditions du *Traité de toxicologie*, il est facile de voir qu'Orfila ouvrait toujours l'œsophage. Depuis, pour montrer que les résultats étaient semblables, il a ajouté aux anciennes expériences quelques-unes pour lesquelles l'œsophage n'était pas percé ; mais c'était là une pure formalité de concession. En somme, sauf de rares exceptions, Orfila introduisait toujours les substances qu'il voulait étudier par une ouverture faite à l'œsophage. J'en appelle aux témoins de ses expériences. D'ailleurs, on n'a qu'à faire le relevé dans son *Traité de toxicologie*, et on verra que, comme Orfila le dit à la page 49, les sept huitièmes des animaux sur lesquels il a expérimenté sont morts *deux, quatre, huit, douze* ou *vingt-quatre heures* après l'ingestion de la substance et la ligature de l'œsophage.

Un mot encore à propos d'Orfila. Dans sa seconde communication, M. Bouley, au milieu d'une argumentation plus brillante que solide, se fit fort de puiser dans l'ouvrage d'Orfila la preuve irrécusable de l'erreur commise par celui-ci.

Je néglige les arguments qui passèrent inaperçus pour arriver à celui qui produisit une véritable sensation ; le voici. Je cite : « M. Trousseau donne le sous-nitrate de bismuth à la dose de 30 grammes. M. Monneret, me dit-on, en prescrit jusqu'à 80 grammes ! Et quelle est la dose toxique d'après Orfila ? 3 grammes !! Oui, le sous-nitrate de bismuth , cette substance inerte, insoluble, insipide, donne la mort en dix-huit à vingt heures aux chiens... dont on a lié l'œsophage. » M. Bouley conclut que la mort doit être attribuée dans ce cas à la ligature de l'œsophage, et non pas , comme l'a fait Orfila , au sous-nitrate de bismuth. C'est à la page 11 du tome II de la *Toxicologie* que se trouve rapportée l'expérience à laquelle M. Bouley fait allusion. Si l'honorable contradicteur d'Orfila eût poussé sa lecture jusqu'à la page 12 , il aurait remarqué qu'un chien assez fort, *dont l'œ-*

sophage n'avait pas été lié, est mort vingt heures après avoir avalé 10 grammes du même sous-nitrate de bismuth. Je laisse à M. Bouley le soin de concilier le résultat de cette expérience avec l'interprétation qu'il a donnée de la première.

Enfin, pour terminer, je dois dire qu'Orfila n'a pas établi, dans ses conclusions, que le sous-azotate de bismuth fût toxique pour les chiens ni à la dose de 3 grammes, ni même à la dose de 10 grammes. Il rapporte simplement ce qu'il a vu quand il décrit ses expériences; mais il a été moins pressé de conclure que M. Bouley.

Jusqu'à nouvelle preuve du contraire, je me crois donc autorisé à admettre qu'aujourd'hui encore *les expériences faites par Orfila, et les conclusions qu'il en a tirées, méritent toute confiance.*

RECHERCHES

SUR

LES EFFETS DE LA LIGATURE DE L'ŒSOPHAGE.

Dans un premier article, j'ai cherché à établir quel rôle joue la ligature de l'œsophage dans les recherches toxicologiques, en m'appuyant, comme je l'ai dit, sur les travaux publiés par différents expérimentateurs, et sur des expériences qui me sont personnelles : ces dernières expériences ne sont connues que par une courte lettre que j'ai adressée à l'Académie de médecine en août 1856. Je crois devoir les exposer en détail aujourd'hui, afin que les conclusions que j'en ai tirées puissent être contrôlées.

Comme il n'est pas impossible que la divergence des phénomènes observés après la ligature de l'œsophage dépende d'une circonstance considérée jusqu'à présent comme indifférente, aucun détail n'est superflu pour le lecteur qui veut approfondir la question : aussi, je crois utile de donner des indications que j'ai regretté de ne pas trouver dans d'autres travaux faits sur le même sujet. Dans mes expériences, j'ai toujours, pour aller chercher l'œsophage, fait une incision longitudinale de cinq à six centimètres à la partie médiane du cou, en avant de la trachée-artère, pénétrant jusqu'aux muscles ; puis, abandonnant le bistouri, j'ai ramené l'œsophage, soit avec les doigts, soit avec une sonde cannelée ou une aiguille courbe de Deschamps ; je l'ai bien isolé, car j'ai vérifié que jamais je n'avais compris d'autre organe dans la ligature, et j'ai serré juste autant que je croyais nécessaire pour empêcher le vomissement ; j'ai atteint ce but ; car l'œsophage n'a été coupé que deux fois par la ligature. (Exp. 2 et 3, *série D.*) Enfin, pour être complet, j'ajouterai que j'ai employé pour faire la ligature une ficelle mince.

Pour mettre en relief les résultats que je considère comme importants, j'ai divisé mes expériences en quatre séries. Dans la première figurent les animaux qui n'ont pas survécu quarante-huit heures après l'opération ; dans la seconde sont rangés les animaux qui ont survécu plus de soixante-douze heures, et dans la troisième j'ai placé les animaux que j'ai tués dans les quarante-huit heures qui suivaient l'opération. Enfin, la quatrième série est consacrée aux expériences dans lesquelles l'œsophage a été percé en même temps que lié.

SÉRIE A. — *Animaux dont l'œsophage a été lié sans avoir été percé, qui sont morts avant quarante-huit heures.*

1° Chienne de moyenne taille. Œsophage lié le 22 août, à une heure. Pendant l'opération, l'animal s'est vivement débattu, de sorte que la ligature n'a pu être appliquée qu'après une lutte assez longue. Peu de temps après que l'opération est terminée, une grande quantité de salive épaisse, spumeuse et gluante remplit la gueule de l'animal, qui fait de vains efforts tantôt pour l'expulser, tantôt pour l'avaler. Bientôt survient une agitation très-grande accompagnée de convulsions ; les pattes se roidissent et l'animal fait des bonds énormes. Le lendemain, il y a une dyspnée et un abattement très-marqués, qui persistent même après que la ligature est levée. L'animal meurt le 23, à dix heures du soir.

L'autopsie, faite le 24, à une heure, ne nous révèle aucune lésion dans le tube digestif ; seulement l'estomac et le duodénum contiennent une grande quantité de bile. C'est du côté des voies respiratoires que nous observons de graves désordres : une petite couche d'un liquide filant recouvre les parois du larynx et de la trachée-artère ; la muqueuse laryngienne est très-injectée ; la trachée-artère, au niveau des espaces inter-cartilagineux, présente des vascularisations fines, et vers le milieu de sa longueur une ecchymose du diamètre d'une pièce de cinquante centimes. Le lobe antéro-supérieur du poumon gauche est congestionné et ne donne pas de crépitation ; les bronches même les plus fines de ce lobe sont remplies d'un liquide légèrement sanguinolent, et la muqueuse est le siége d'une injection très-marquée.

2° Chien de petite taille. Œsophage lié le 23 août, à trois heures. Opération très-difficile, suivie d'une salivation abondante et de violents efforts pour expulser la salive. La ligature est enlevée le 24, à midi. L'animal est en ce moment très-abattu, il meurt le 24, dans la nuit. A l'autopsie, faite le 25, je trouve dans le larynx et la trachée-artère une arborisation très-fine. Les bronches, remplies d'un liquide spumeux, sanguinolént, sont enflammées.

3° Chien de petite taille. Œsophage lié le 27 août, à onze heures. Après l'opération, il y a un peu de salivation, qui cesse vers une heure ; mais elle reprend dès qu'on place dans la même pièce un animal qui vient d'être opéré et sécrète une grande quantité de salive. L'agitation néanmoins est modérée. Le lendemain la ligature est enlevée ; l'animal est très-abattu et meurt dans la nuit. L'autopsie est faite le 29, à midi. Il y a un peu de salive dans le larynx et dans la trachée-artère : les lobes antéro-supérieurs et moyens du poumon gauche sont noirs et ne donnent pas de crépitation.

4° Chienne de moyenne taille. Œsophage lié le 29 août, à deux heures. L'opération a été longue et difficile, parce que l'animal s'est beaucoup débattu. La salivation ne commence que vers quatre heures, au moment où l'on place dans la même pièce un chien qui salive beaucoup ; pas d'agitation, de l'abattement. La ligature est levée le 30, à deux heures. L'animal boit à quatre heures ; mais il reste très-abattu et meurt dans la nuit. L'autopsie est faite le 31, à midi. Le poumon gauche et un lobe du poumon droit sont très-fortement congestionnés : ils sont friables et ne donnent pas de crépitation. Les bronches fines, qui se répandent dans ces lobes, sont pleines d'un liquide spumeux, sanguinolent, très-abondant, qui reflue jusque dans les grosses bronches dès qu'on presse un peu le parenchyme pulmonaire : elles présentent d'ailleurs une injection très-marquée.

5° Petite chienne ressemblant à un king-Charles. OEsophage lié le 30 août, à quatre heures. L'animal, très-vif, s'est beaucoup débattu pendant l'opération : la salivation, les efforts d'expulsion et une grande agitation commencent immédiatement après que la ligature est appliquée. Vers cinq heures l'animal se débarrasse d'une certaine quantité de salive avec ses pattes et il devient calme. Le lendemain je le trouve très-abattu ; la ligature est levée à midi. Le 31, l'animal est toujours abattu, il boit, mais il refuse de manger : la respiration est très-pénible. Je tue cette chienne le 1er septembre, à trois heures, par la section du bulbe rachidien ; j'en fais immédiatement l'autopsie. La plaie suppure encore ; il y a même une suppuration abondante autour de l'œsophage dans le point lié, mais l'œsophage est parfaitement sain. Le larynx et la trachée-artère renferment un peu de salive : les bronches, aboutissant à deux lobes du poumon gauche, sont pleines d'un liquide spumeux, sanguinolent, auquel du reste vient se mêler une grande quantité de sang dès que le parenchyme pulmonaire est incisé. Ces deux lobes du poumon gauche sont rouges, noirs, et présentent des points jaunes ressemblant à de petits abcès.

1° Chienne de petite taille. OEsophage lié le 19 août, à deux heures : point de salivation ; la ligature est levée le 20, à une heure ; l'animal boit de suite ; le 21, il mange du pain et du lait, et à partir du 22, il prend tout aliment qui lui est présenté.

2° Chien fort. Œsophage lié le 20 août, à trois heures : point de salivation ; la ligature est levée le 21, à deux heures ; immédiatement cet animal boit une grande quantité d'eau ; mais il refuse de manger jusqu'au 23. A partir de ce jour il mange parfaitement, il est gai, alerte, en un mot il jouit d'une pleine santé.

3° Chien épagneul de petite taille. Œsophage lié le 22 août, à trois heures. L'animal était très-calme après l'opération, et la salive n'avait pas encore paru chez lui, lorsque le chien (n° 1, *série A*) a été placé à côté de lui. Immédiatement la salivation et l'agitation commencent, pour durer jusqu'à six heures du soir. La ligature est levée le 23 ; l'animal est tombé dans un abattement qui ne finit qu'avec la mort dans la nuit du 27. L'autopsie, faite le 28, nous fait découvrir des lésions analogues à celles du n° 1, *série A*.

4° Chien épagneul de taille moyenne. Œsophage lié le 23 août, à trois heures. Pas de salivation ; pas d'agitation ; léger abattement. La ligature est levée le 24, à midi. L'animal boit immédiatement. Jusqu'au 28 il est abattu et refuse de manger. Le 28 il mange un peu, mais la déglutition est pénible et détermine de l'agitation. A partir du 31, il est gai, alerte, et mange sans aucune difficulté. Je le tue le 1er septembre, à trois heures, par la lésion du bulbe rachidien, je l'ouvre immédiatement, et ne trouve aucune lésion ; il y a seulement un épaississement de la muqueuse œsophagienne au point qui avait supporté la ligature.

5° Chien-loup vigoureux, quoique de petite taille. Œsophage lié le 25 août, à deux heures ; quoique l'animal se soit pas mal débattu, l'opération n'a pas été longue. Dans les premiers moments il y a un peu d'agitation, mais bientôt le calme revient. Pas de salivation. La ligature est levée le 26, à deux heures. A cinq heures l'animal mange avec appétit. Le lendemain il est très-gai et parfaitement bien portant. A une heure il mange une bonne portion. Je le tue le 28, à quatre heures, par la section du bulbe rachidien. Je l'ouvre immédiatement et ne trouve aucune lésion.

6° Chien de moyenne taille. Œsophage lié le 27 août, à 10 heures : parfaitement calme après l'opération ; pas de salivation. La ligature est levée le 28, à une heure, et immédiatement l'animal se précipite sur les aliments qui lui sont présentés. Je le pends le 1ᵉʳ septembre, à une heure. L'autopsie, faite immédiatement après la mort, ne me permet de découvrir aucune lésion.

7° Chienne de taille moyenne. Œsophage lié le 27 août, à trois heures. Salivation très-abondante; mais cet animal sait parfaitement se débarrasser de sa salive. A cinq heures, elle a rendu une livre de cette salive. Le 28, elle est un peu abattue; mais dès que la ligature est levée elle se précipite sur les aliments. Depuis ce moment elle est en parfaite santé. Je la tue le 1ᵉʳ septembre, à une heure, par la section du bulbe. L'autopsie est faite immédiatement, et je ne découvre aucune lésion.

SÉRIE C. — *Animaux dont l'œsophage a été lié sans avoir été percé, et qui ont été tués dans les quarante-huit heures par la section du bulbe rachidien.*

1° Petite chienne. Œsophage lié le 26 août, à une heure. Peu de temps après l'opération, la salivation commence ; l'animal fait des efforts pour se débarrasser de sa salive ; il est agité et essoufflé. Je le tue à trois heures et demie. Je l'ouvre immédiatement, et je trouve les poumons blancs, le larynx plein de salive. Celle-ci avait même pénétré à 1 pouce environ dans la trachée. Du reste, aucune lésion de l'appareil digestif; seulement, un peu de bile dans l'estomac.

2° Chien de moyenne taille. Œsophage lié le 26 août, à deux heures. Calme complet jusqu'à six heures. A ce moment la salivation et l'agitation commencent. Le lendemain, à midi, il y a encore de la salive dans la gueule de l'animal ; il se plaint beaucoup, la respiration est râlante. Je le tue à trois heures, et je l'ouvre immédiatement ; sauf un peu de salive dans le larynx et un peu de bile dans l'estomac, je ne trouve rien d'anormal dans aucun organe.

3° Petite chienne épagneule. Œsophage lié le 27 août, à trois heures. Immédiatement après l'opération, la salivation commence avec les efforts d'expulsion ; bientôt la respiration devient râlante ; l'animal est tué à quatre heures quarante-cinq minutes, par la section du bulbe ; l'autopsie est faite immédiatement. Le larynx est complétement rempli par une masse de salive épaisse ; les deux tiers inférieurs de la trachée-artère renferment une bonne proportion de cette même salive, et les bronches du lobe antéro-supérieur du poumon gauche en sont pleines. Il y a d'ailleurs un peu de bile dans l'estomac , mais du reste aucune autre lésion.

Série D. — *Animaux dont l'œsophage a été percé et lié.*

1° Chien griffon de moyenne taille ; opéré le 23 août, à une heure. L'opération a été très-longue , parce que l'animal s'est beaucoup débattu. Jusqu'au 31 , l'animal est dans un grand abattement; ce jour-là il est plus alerte, et mange même un morceau de viande; mais il est pris aussitôt de vomissements assez violents. Il meurt le 3 septembre, dans la nuit.

A l'autopsie, faite le 4 septembre, je ne trouve aucune lésion.

2° Petit chien analogue à un épagneul ; opéré le 23 août, à deux heures. L'opération a été assez difficile. L'animal meurt le 28 août, dans la nuit, sans avoir présenté d'autre symptôme que de l'abattement.

A l'autopsie, faite le 29, je trouve l'œsophage coupé en grande partie par la ligature : il y a une suppuration assez abondante autour du point où l'œsophage a été lié; l'estomac et les intestins présentent une coloration blanche qui n'est pas ordinaire ; du reste, tous les autres organes sont dans l'état normal.

3° Petite chienne très-vive. L'œsophage a été simplement lié le 30 août, à trois heures : pendant l'opération l'animal s'est beaucoup débattu et beaucoup plaint. Bientôt après ont commencé la salivation, l'agitation et les efforts d'expulsion; la respiration est devenue râlante. Comme ces phénomènes prenaient de plus en plus de gravité, j'ai fait une ouverture à l'œsophage au-dessus de la ligature, à quatre heures. Immédiatement le calme et l'abattement ont succédé à l'agitation. L'abattement a persisté à des degrés variables jusqu'au moment de la mort, le 4 septembre , à deux heures.

L'autopsie est faite immédiatement. L'œsophage était presque complétement coupé au niveau de la ligature; mais du reste il n'y avait aucune lésion dans les autres organes.

Résumé. — Lorsque la ligature de l'œsophage a été convenablement faite, les chiens qui ne salivent pas ne meurent pas, alors même que le lien constricteur reste appliqué pendant vingt-quatre heures. (*V.* exp. 1, 2, 4, 5 et 6, *série B.*) Ceux qui salivent et qui se débarrassent facilement de leur salive, résistent aussi parfaitement à cette opération, sans troubles graves de leur santé. (*V.* exp. 7, *série B.*) Parmi les chiens qui salivent et qui ne peuvent se débarrasser de leur salive, quelques-uns (*v.* exp. 1, 2, 3, 4, *série A*) meurent dans les quarante-huit heures qui suivent l'opération; les autres (*v.* exp. 5; *série A*) vivent plus longtemps; et toujours on observe, avant la mort, les symptômes les plus caractéristiques de suffocation : respiration courte, haletante, râlante; agitation, quelquefois convulsions.

Si on tue par la section du bulbe rachidien les animaux qui présentent les symptômes précédents de suffocation, on retrouve cette salive spumeuse, gluante qu'ils ont tant de peine à expulser (parfaitement reconnaissable surtout quand on tue les animaux peu de temps après l'opération), remplissant le larynx et ayant pénétré dans la trachée-artère et dans les bronches.

L'autopsie des chiens opérés ne permet de découvrir que des lésions plus ou moins graves de l'appareil respiratoire, engouement, congestion, inflammation ; l'appareil digestif ne présente que des lésions insignifiantes.

Lorsqu'on pratique une ouverture à l'œsophage au-dessus de la ligature, les animaux opérés ne présentent d'autres symptômes que de l'abattement; ils vivent au moins cinq jours et peuvent vivre jusqu'à onze jours après l'opération.

J'ajouterai aussi que je crois que certains chiens qui n'auraient probablement pas salivé s'ils avaient été abandonnés tout seuls dans une pièce, ont éprouvé l'influence du voisinage d'un animal opéré qui salivait; et cette circonstance très-insignifiante au premier abord pourrait expliquer pourquoi certains expérimentateurs ont vu périr presque tous les animaux qu'ils ont opérés. (*V.* exp. 3, 4, *série A.*)

Conclusions. — Les chiens auxquels on a lié l'œsophage vivent en général plus de soixante-douze heures après l'opération ; quelques-uns meurent dans les quarante-huit heures qui suivent l'opération. Dans ce dernier cas, la mort doit être attribuée, ainsi que l'ont pressenti MM. Follin et Sée, à l'action de cette salive blanche, spumeuse, gluante, qui s'accumule dans le pharynx et pénètre dans le larynx, dans la trachée et dans les bronches.

Les chiens dont l'œsophage a été percé au-dessus de la ligature vivent au moins cinq jours après l'opération : *chez eux* la salive s'échappe par l'ouverture pratiquée au-dessus de la ligature.

www.ingramcontent.com/pod-product-compliance
Lightning Source LLC
LaVergne TN
LVHW010056060726
842524LV00006B/2224